SFE/FSD-J（SFE家族属性モジュール）のアセスメントガイド

神戸大学大学院保健学研究科家族看護学分野・家族支援CNSコース
法橋 尚宏 編著・**本田 順子** 著

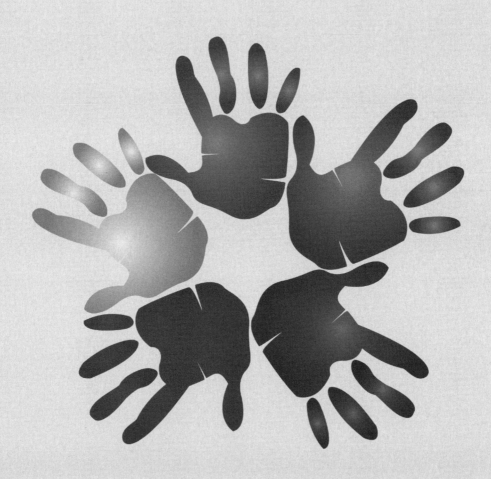

Assessment guide for Japanese version of
the SFE Family Sociodemographics Module (SFE/FSD-J)

::: EDITEX

Cover illustration © Can Stock Photo Inc. / glopphy

家族アセスメントのコンパニオンツール "SFE/FSD-J"

　家族情報を収集することは，家族ケア／ケアリングのスタートラインに立つことである．家族アセスメントのコンパニオンツールといえる"SFE/FSD（SFE Family Sociodemographics Module，SFE家族属性モジュール）"は，正味2ページの自記式質問紙となっており，家族システムユニットとその家族員の必要最低限の基本属性を明らかにできる有効なツールである．これは，質問紙調査におけるフェイスシート（face sheet）でもあり，"このターゲットファミリーはどのような家族であるのか"を把握するための基本情報台帳となる．

　SFE/FSDは，家族看護中範囲理論である家族同心球環境理論（Concentric Sphere Family Environment Theory，CSFET）に立脚した"家族環境アセスメントモデル（Family Environment Assessment Model，FEAM）"のツール群のひとつである．具体的には，"家族機能／ケアニーズ尺度"であるSFE（Survey of Family Environment，家族環境評価尺度）のモジュールという位置づけにある．SFE/FSDには，ターゲットファミリーの基本属性を収集するフェイスシートに加え，家族機能状態などをアセスメントするアセスメントシートの両側面があって，効果的な家族情報収集に役立つようになっている．研究用途だけではなく，臨地でターゲットファミリーに配布・回収することで，初回の家族インタビュー／ミーティングにおいて，その家族員の認識にもとづいた家族情報を効率的に活用することが可能になる．SFE/FSDの使用にあたっては，ターゲットファミリーや目的に応じてカスタマイズするとよい．ただし，フェイスシートはできるだけ選択肢回答型にし，必要最低限の項目に絞ることが望ましい．

　SFE/FSDの開発にあたっては，2005年に一般公開した後も，筆者らが長年の研究・実践・教育などで使用し続け，洗練してきたというプロセスがある．本書は，SFE/FSDのバージョン2.4にもとづき，その使用方法，データのコーディング方法などを解説している．家族システムユニットの属性に限らず，個人（家族員）の属性に関しても，どのような紙面で情報収集するのか，その後，どのようにデータをハンドリングしているのか，どのようにデータをマネジメントしているのかなどを具体的に説明したマニュアルは少ないので，ブラックボックスのようになっている．本書において，筆者らがどのようにターゲットファミリーとその家族員の属性を収集しているかを公開することで，効率的な家族情報の収集に役立ててほしい．なお，SFE/FSDを論文などで使用する場合（一部活用を含む）は，本書を引用するようにお願いする次第である．

SFE/FSDは，原則として，他の家族アセスメントツールであるSFEや家族環境地図（Family Environment Map, FEM）などと同時に使用することを想定している．他の家族アセスメントツールの詳細に関しては，それぞれのアセスメントガイドを参照していただきたい．また，CSFETやSFE/FSDに付随している特異的な概念や周辺概念，家族看護学の専門用語などを整理して，本書での登場順に用語解として付録2にまとめてあるので適宜参照するよいだろう．

　"いつでも，どこでも，誰にでも，家族ケア／ケアリングを"が筆者の人生のピクシス（pyxis，羅針盤）である．家族看護学のグランドデザインを策定し，理論武装することでエビデンス（evidence，実証知）とフロネーシス（phronesis，実践知）にもとづいた家族支援を実践することを骨子としている．本書が，家族ケア／ケアリングにかかわるすべての実践者・研究者・教育者などに幅広く活用され，最善の家族ケア／ケアリングと家族ウェルビーイングの実現に寄与できるならば，それは望外の幸せである．

2016年4月
法橋 尚宏

目 次

家族アセスメントのコンパニオンツール "SFE/FSD-J" 3

A. SFE/FSD（SFE 家族属性モジュール） 7
   1．SFE/FSD の意義 7
   2．フェイスシートとしての SFE/FSD 8
   3．SFE/FSD-J の提供 9
      1）SFE/FSD-J の入手方法 9
      2）SFE/FSD-J の購入方法 9

B. SFE/FSD のコーディングルールとデータクリーニング 11
   1．有効回答の判断基準 11
   2．コーディングルールとデータクリーニング（検票）................................ 11

付録1　SFE/FSD-J（バージョン 2.4）.. 21
付録2　法橋による主要な用語解 25

文　献 30

著者紹介 32

A. SFE/FSD（SFE 家族属性モジュール）

1. SFE/FSD の意義

　SFE/FSD（SFE Family Sociodemographics Module，SFE 家族属性モジュール）は，ターゲットファミリーの基本属性を収集するための自記式質問紙である．ソシオデモグラフィックス（sociodemographics）は，社会人口統計学的，社会経済属性，社会的属性，社会人口学的属性などと翻訳されている．SFE/FSD は，筆者らの家族看護学研究[1)-23)]を基礎として作成，改良しており，とくに家族機能の影響因子の一部も含んでいる[24)]．これまで，国内外で実に 7 万枚を超える質問紙調査，600 家族を超える家族インタビュー／ミーティング（直接面接，face-to-face interview）で使用してきた実績がある．SFE/FSD の日本語版（Japanese version of the SFE Family Sociodemographics Module）が SFE/FSD-J である．

　SFE/FSD は，"家族環境アセスメントモデル（Family Environment Assessment Model, FEAM）"のツール群（**図 1**）のひとつであり，主に家族システムユニット／家族員属性に関してターゲットファミリーの主観的評価を得るためのツールである．FEAM は，家族同心球環境理論（Concentric Sphere Family Environment Theory, CSFET）を基軸とし，家族ウェルビーイングの状態をアセスメントするための家族アセスメントモデルである．研究としてターゲットファミリーの属性を明らかにする，家族インタビュー／ミーティングにあたって事前に配布し，記入してもらって家族機能不全などのスクリーニングに使用するなどが考えられる．なお，本書刊行時点での SFE/FSD の最新バージョンは 2.4 である（**付録 1**）．

　原則として，SFE/FSD は SFE（Survey of Family Environment，家族環境評価尺度）[25)26)]と併用する．また，FEM（Family Environment Map，家族環境地図）と併用する場合は，SFE/FSD の内容と重複することを加味したうえで使用する．ただし，SFE/FSD には，家族属性の中でも骨子となる最低限の項目のみを含んでいる．したがって，家族アセスメント／インタビューの目的に合わせて改変（remake，リメイク）して使用するのがよい．SFE/FSD の 3 ページ目には余白があるので，ここに質問項目を自由に追加できる．家族アセスメントで注目している変数に関連する可能性がある潜在的交絡因子（potential confounder）や潜在的効果修飾因子（potential effect modifier）を洗い出して，それらを含むようにするとよい．例えば，転勤族か否か，現在の自宅での在住期間，病気・障がいをもっている家族員の入院日数，家族員が常用している医薬品名などがある．また，例えば，経済状況に関しては，回答者の年収と家族年収を尋ねている．しかし，場合によっては，"ゆとりがある，普通，苦しい"などのように，金額そのものではなく，家族システムユニットの価値観を含有した経済状況に関する認識を尋ね

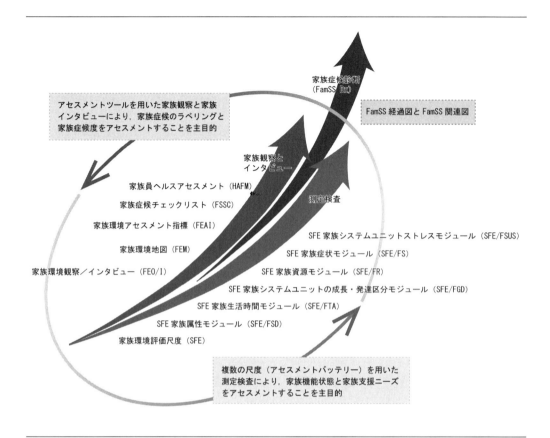

図 1　家族環境アセスメントモデル（FEAM）（バージョン 2.5）のコンストラクション

たほうがよいこともある．

　なお，7 番目の家族機能状態に関する項目（5 段階のリッカートスケール）は，SFI（Self-report Family Inventory）を参考に作成した[27)-29)]．その次の 8 番目の家族支援ニーズに関する項目（5 段階のリッカートスケール）は，7 番目の項目と同様のフォーマットで筆者らが開発した．

2. フェイスシートとしての SFE/FSD

　フェイスシート（face sheet）とは，家族システムユニットや家族員の基本的な属性に関わる質問項目のことである．これは，読んで字のごとく"顔となる用紙"という意味であり，フェイスシートは質問紙一式の冒頭に置かれることが多い．ここでは"属性質問紙"とよぶ．しかし，自記式質問紙調査で，テストバッテリー（test battery，複数の質問紙を組み合わせて実施すること）を組むとき，家族構成などの込み入った属性を最初に質問すると，何についての調査かわからなくなってしまうので，属性質問紙（SFE/FSD）は最後に質問するほうがよいだろう．

フェイスシートから得られたデータは，家族情報の分析軸となる．例えば，"家族機能／ケアニーズ尺度"であるSFEと同時に使用するフェイスシート（SFE/FSD）は，家族機能の影響因子に関連する質問事項を盛り込む必要がある．SFE/FSDを質問紙調査で使用する場合は，フェイスシートが回答率を下げることもあるので，追加する内容は最低限必要な情報にする．また，質問紙を無記名とする場合はID番号（ナンバリング）をつけるが，例えば，ペア夫婦のデータとして分析するために，ペア夫婦に配布する質問紙には同じID番号をつける．この際，夫用と妻用のSFE/FSDを一緒に同封して配布してもよいが，回収は別々に行うように配慮する．また，SFE/FSDを家族インタビュー／ミーティングで使用する際は，他の家族アセスメントツールの内容と重複しないように留意する．

3．SFE/FSD-Jの提供

1）SFE/FSD-Jの入手方法

研究者・教育者・実践者・学生などが研究・実践を目的として使用する場合は，SFE/FSDは無料で入手し，自由に使用できる．SFE/FSD-Jの最新版は，2016年1月6日発行の2.4Jであり，小冊子になっている．

SFE/FSD-Jを使用するにあたって使用許諾書の交付が必要な場合は，必要事項（簡潔に記入）を添えて，電子メールもしくは書面にて使用申込をする必要がある（**表1**）．**付録1**にあるSFE/FSDの見本で検討し，使用が決まった時点で申込をする．SFE/FSD-Jの著作権者ならびに代表窓口は，法橋尚宏である．詳細は，ウェブサイト（http://www.familynursing.org/ja/theory/thehohashinotes/sfefsd/）に掲載している．

使用申込の連絡を受けた後，SFE/FSD-Jの原本2冊を開発・著作権者から郵送する．これはA4版の4ページからなる小冊子で，黒色と青色の2色印刷になっている．使用にあたっては，原則として，原本をそのまま必要部数分をコピー（できればカラーコピー）する．リサイズ（拡大・縮小コピー）は自由にできる．ただし，SFE/FSD-Jは著作権で保護された著作物であり，改変および改良はできない．なお，SFE/FSDを活用した成果の公表時（とくに研究用途の場合）には，開発・著作権者に成果物（論文，会議録，総説など）の送付をお願いしている．

2）SFE/FSD-Jの購入方法

家族インタビュー／ミーティングや質問紙調査などを2色印刷の原本を使用して実施するために，複数冊のSFE/FSD-Jの原本が必要な場合は，『SFE/FSD-J（SFE家族属性モジュール）用紙（30名分1組）』が販売されているので，次ページから購入できる（**表2**）．これは，1セットに30名分の用紙が入っている．送料・梱包料として，全国一律送料500円（税込）が別途かかる．大量に必要な場合は，別途，電子メールにて見積りを提示する．校費・公費などで別途手続きが必要な方，請求書類が必要な方にも対応できる．

表1　FE/FSD-Jの使用申込

使用申込にあたっての必要事項	1. 氏名 2. 所属 3. 住所 4. 電子メールアドレス 5. 使用目的 6. 成果の公表方法（とくに研究用途の場合） 7. 使用許諾書交付の必要の有無
開発・著作権者の連絡先，成果の送付先	〒654-0142　兵庫県神戸市須磨区友が丘7-10-2 神戸大学大学院保健学研究科家族看護学分野 教授　法橋尚宏 電子メール：naohiro@hohashi.org

表2　『SFE/FSD-J（SFE家族属性モジュール）用紙（30名分1組）』の情報

商品名	SFE/FSD-J（SFE家族属性モジュール）用紙（30名分1組） 法橋尚宏，本田順子著 本体2,500円＋税
連絡先	有限会社EDITEX（エディテクス） 電子メール：info@editex.jp Webサイト：http://editex.jp/

B. SFE/FSDのコーディングルールとデータクリーニング

1. 有効回答の判断基準

　SFE/FSD（あるいは，SFE/FSDに独自の項目を追記した属性質問紙）が白紙（全無回答）の場合，欠損項目の数が全項目数の1割に相当よりも多いときは，その回答者のSFE/FSD（あるいは，SFE/FSDに独自の項目を追記した属性質問紙）は無効回答とする．なお，SFE/FSD以外の質問紙（例えば，SFE）が有効回答か否かは，その質問紙の有効回答の判断基準にしたがって決める[25]．回答内容の理屈が合わない場合（矛盾回答）は無効回答として，その回答者のSFE/FSDは分析対象から除外する．

　回答者が調査対象者に該当しない場合は，SFE/FSDは無効回答とする．例えば，高校生の両親を対象とした調査において，家族構成や年齢などから，高校生やその祖父母が回答したと判断できる場合，筆跡から同一人物（母親か父親のどちらかなど）が複数の質問紙に記入していると判断できる場合は，SFE/FSDは原則として無効回答とする．

　ペア夫婦からのデータを分析する調査においては，家族の定義と家族範囲の法則[30]にしたがって，ペア夫婦の間に家族が成立しない場合はSFE/FSDは無効回答とする．また，例えば，互いに配偶者は存在しないことになっていて，家族構成の欄にも配偶者が入っていない場合でも，こどもの数，年齢などが一致しているので，ペア夫婦と考えられる場合がある．しかし，家族の定義と家族範囲の法則にしたがうと，このペア夫婦は家族ではないと判断できる場合[30]，分析対象から除外するか，別の2家族として分析することになる．

　例えば，家族構成の欄に"あなた本人"のみを記入している場合（すなわち，家族員数が1名の場合）でも，他の構成員から家族員であると思われていたら，そのひとの家族は成立する（家族的家族）[30]．しかし，他の構成員から家族員であると思われていない場合は，そのひとの家族は成立しないので，家族看護学の対象外として無効回答とする（ただし，そのひとの配偶者の家族は，例えば，こどもがいる場合などはひとり親家族［配偶者はなし］として成立する可能性はあるので留意する）．

2. コーディングルールとデータクリーニング（検票）

　ターゲットファミリーのペア夫婦からのSFE/FSDが揃っている場合，記入してある項目の内容を相互に比較し，検討することによって，空白項目などがあっても一方から他方を補充することができる（**表3**）．例えば，夫が記入していない項目でも，妻が記入している項目があれば，

表3 補充できる空白項目と補充できない空白項目の例

補充できる空白項目	場合によっては補充できる空白項目	補充できない空白項目
・こどもの年齢 ・同居あるいは別居 ・家族員数（家族の範囲による） ・こどもの数 ・家族員の年齢 ・配偶者・パートナーの有無 ・婚姻期間 ・共稼ぎか否か（職業，年収から判断できる場合） ・家族分類 ・健康状態 ・職業 ・最終学歴	・家族年収	・共稼ぎか否か（職業，年収の記入がない場合）

妻の記入内容を夫の空白項目に補充して入力してもよい．ただし，家族員個人に関する項目，ペア夫婦間での認識の違いが影響する可能性のある項目（例えば，経済状況に関して，"ゆとりがある，普通，苦しい，不明"などを尋ねた場合など）は補充することができない．

枝分かれ質問（分岐質問，サブ・クエスチョン，sub-question）とは，選択肢回答（スクリーニング質問，screening question）で回答者を分けて，ある条件に該当するひとだけに回答してもらう質問である．例えば，"あなたの配偶者・パートナー（同棲・内縁・事実婚関係者も含む）の有無をお教えください"というスクリーニング質問に"あり"と回答したひとに，"婚姻期間をお教えください"というように詳しく質問する設定のことである．質問内容によっては，スクリーニング質問に回答がない場合，枝分かれ質問に回答があっても，スクリーニング質問と枝分かれ質問の両方を無効としなければならない．

回収したSFE/FSDは，縦長A4サイズの2穴リングバインダーに綴じて整理をする[31]．データ入力は，まずは，Microsoft Excel（日本マイクロソフト株式会社）で，コーディング表（**表4**）にしたがって入力する．無回答の項目は，その項目のセル（cell，データの入力に使う最も小さな単位）を空白にしておき，欠損値として扱う（入力漏れの心配をする場合は，空白のセルを特定の色で塗りつぶすなどの工夫をするとよい）．同一家族のデータは対応のあるデータであり，同じ行（row，ロウ）に入力する（1家族につき1行で入力すると統計解析をしやすい）．列（column，カラム）の名称であるコード名は，英語で入力するのがよい（英数字の半角文字でないと，統計解析ソフトウェアで読み込んだときに文字化けをしたり，エラーが起きる可能性があるためである）．なお，ここでは，SFE/FSD-Jのバージョン2.4を使用している．Microsoft ExcelのデータはSPSS（日本アイ・ビー・エム株式会社）やJMP（ジャンプ）（SAS Institute Japan株式会社）などの統計解析ソフトウェアで読み込んで，統計解析を行う．家族データの統計解析については，成書[32]や最新の原著論文などを参考にするとよい．なお，外部へのデータ漏洩を防

止するために，データ入力には，インターネットに接続されていない統計解析専用のパソコンを使用する．

　回答に不明な点がある場合，コーディングルールにしたがって判断してデータを修正した場合などは，その内容を直接 SFE/FSD に赤字で記入し，必要に応じて付箋（強粘着タイプ）を貼る．さらに，データシートの"コメント"のセルに，その内容を記入しておき，関係者間で共有する．

表 4　SFE/FSD のコーディング表の例

変数	コード名 (列の名称)	コード (入力する数値, 文字など)	コーディングルール，データクリーニングの方法など
家族コード	fam_code	家族コード＝ナンバリングスタンプ	同じ家族の家族員には，同じナンバリング（番号や記号）をつける．なお，家族コードを記入して配布する場合，ナンバリングマシンを使うとよい．例えば，コクヨ株式会社の"ナンバリングマシン5桁"（品番：IS-M71）がある．
記入年月日	date_fsd	記入年月日＝記入値	年月日を半角数字で，半角スラッシュ記号で区切って入力する．例えば，2005年7月19日は"2005/7/19"と入力する．
白紙か否か	blank_fsd	白紙＝0, 記入あり＝1	全項目が無記入の場合は，白紙として入力する．
有効回答か否か	valid_fsd	無効回答＝0, 有効回答＝1	前述の有効回答の判断基準にしたがう．
ペア回答か否か	pair_fsd	シングル＝0, ペア＝1	例えば，夫婦を対象とした場合，色分けした質問紙の表紙に同じナンバリングをつけ，別々に回収した質問紙が同じ家族からの回答であることがわかるようにすると，ペア夫婦を同定しやすい．なお，夫婦ペアで質問紙が回収できていれば，一方が白紙や無効回答であっても"ペア"と入力する． 家族構成などからひとり親であるとわかる場合は"シングル"と入力する．
家族員数	n_fm	家族員数＝記入した家族員数	同じ家族の家族員であっても（例えば，ペア夫婦間であっても），記入している家族員数が異なることがあるが，回答者の認識の差と考えてそのまま本人が認識している家族員数を回答者ごとに入力する．例えば，こども（あるいは，配偶者など）がいるはずであるが，家族にこども（あるいは，配偶者など）が記入されていない場合は，こども（あるいは，配偶者など）は家族員ではないとして家族員数を算出する． 家族員数が決まれば，その家族員分の列を作り，次からの項目の入力をする．
続柄 _{つづきがら}	relation	続柄＝記入内容 （日本語）	例えば，"祖父母"と記入しており，実父，実母，義父，義母のいずれかがわからない場合は，"祖父母"というコードで入力するしかない．

B. SFE/FSD のコーディングルールとデータクリーニング

変数	コード名 (列の名称)	コード (入力する数値， 文字など)	コーディングルール，データクリーニングの方法など
回答者の満年齢，家族員の満年齢	age	満年齢＝記入値	家族員別に年齢を歳単位で入力する．月数まで必要な場合は，1 か月は 0.083 歳，2 か月は 0.167 歳，3 か月は 0.250 歳，4 か月は 0.333 歳，5 か月は 0.417 歳，6 か月は 0.500 歳，7 か月は 0.583 歳，8 か月は 0.667 歳，9 か月は 0.750 歳，10 か月は 0.833 歳，11 か月は 0.917 歳とする． 　例えば，こどもがいる家族において，"父""母""祖父""祖母"と記入されているが，こどもとの年齢差から明らかに"夫""妻""父""母"のことであると判断できる場合は，"夫""妻""父""母"として入力する．また，例えば，"父 71 歳""父 67 歳""母 65 歳""母 66 歳"と記入されている場合，どちらが実父（実母）で，どちらが義父（義母）かがわからないので，いずれも無効としてセルを空白にする． 　ペア夫婦間で記入している家族員の年齢が異なる場合がある．ペア夫婦間で互いの年齢が異なる場合は，本人が記入した年齢を優先して入力する．その他のこども（親，きょうだいなど）などの年齢は，ペア夫婦が記入した年齢の平均値を入力する．ただし，ペア夫婦が記入した同一家族員の年齢が 3 歳以上の相違がある場合，回答の信頼性について疑義があると判断して，その家族員の年齢は無効回答とする． 　年齢階級として，カテゴリ化するのもよい．例えば，30 歳から 39 歳，35 歳から 39 歳のような丸め方をする．31 歳から 40 歳，36 歳から 40 歳のような丸め方はしない（これはよく日本人がする丸め方である）．欧米では，例えば，35 歳から 44 歳のように，0 の付く年齢を中心に，前後 5 歳幅で丸めることが多い．
回答者の性別	sex	男性＝0， 女性＝1， 不明＝3	色分け（例えば，夫用は青色，妻用はピンク色）した表紙を添付して SFE/FSD を配布することで，回収した表紙の色で性別（生物学的性）を判断できる．ただし，家族構成，本人の性別の回答から，回答者の性別がわかる場合はそちらを優先する．本人の性別が無記入の場合は，この表紙の色分けで性別を判断する． 　例えば，ペア夫婦からの SFE/FSD が揃っていても，家族構成が両方とも"本人，夫，長男…"のように同じ構成になっていれば，妻が両方とも記入している可能性が高いので，その夫の SFE/FSD は無効回答とする． 　なお，性別が不明な場合がある場合は，"不明＝3"とする．なお，ジェンダーに着目する場合もあり[30]，家族情報収集の目的に応じたコーディングルールを設定するとよい．
こどもの数	n_child	こどもの数＝記入値	こどもとは 18 歳未満のこども全員をさす（例えば，実子，養子，孫など）．こどもは 18 歳未満のこどものみ入力する（例えば，高齢者夫婦が 40 代の息子と 10 歳の孫を家族員として記入している場合，この家族のこどもは 10 歳の孫 1 人である）． 　例えば，高齢者夫婦を対象とし，その夫婦のこどもの数を把握したい場合は，"息子・娘の数"とするなどの工夫が必要になる．

変数	コード名 (列の名称)	コード (入力する数値, 文字など)	コーディングルール,データクリーニングの方法など
別居しているこどもの数	child_sepa	別居しているこどもの数＝記入値	こどもの数のコーディングルール(前述)を参考にする.
別居しているこどもの年齢	child_sepa_age	別居しているこどもの年齢＝記入値	こどもの数のコーディングルール(前述)を参考にする.
同居家族員数	n_fm_cohab	同居家族員数＝"同居"と"入院"に○をつけている人数	同居とは"生活の本拠地として同一家屋に居住していること"である.例えば,単身赴任をしている家族員,学生寮に入っている家族員は別居と判断する.ただし,例えば,入院や短期間の出稼ぎなどの一時的別居の家族員,単身赴任などでも週末に自宅に帰って来る家族員は同居と判断する. 　同居,別居がわからない場合,同居家族員数,別居家族員数は不明と判断し,セルは空白とするが,別居しているこどもが書かれている場合はわかる範囲で人数を入力する(前述). 　同居家族員数は,家族数とは異なることがある.同居している家族員がわかる場合は,例えば,こども(あるいは,配偶者など)が同居している場合,家族に含まれていないこども(あるいは,配偶者など)も含めた同居家族員数に修正して入力する.
別居家族員数	n_fm_sepa	別居家族員数＝"別居"に○をつけている人数	同居家族員数のコーディングルール(前述)を参考にして入力する.
入院中の家族員数	n_fm_hospi	入院家族員数＝"入院"に○をつけている人数	入院中の家族員数を数えて入力する.
家族分類	fam_classification	核家族＝1, 拡大家族＝2	同居家族の範囲で,核家族か拡大家族(直系家族と複合家族)かを判断する(**付録2**).

B．SFE/FSD のコーディングルールとデータクリーニング

変数	コード名 (列の名称)	コード (入力する数値, 文字など)	コーディングルール，データクリーニングの方法など
家族員の健康問題（病気・障がい）の有無（同居の家族内）	n_disease_cohab	なし = 0, あり = 1	健康状態の欄は，本人の認識を優先して入力する．ただし，ペア夫婦以外のひと（例えば，祖父，祖母など）の健康状態に関しては，ペア夫婦の少なくとも一方が"不良"と記入している場合，"不良"であると判断するのには何らかの根拠があると考えられるので，そのひとの健康状態は"不良"とする． "良好""普通""不良"のどれにも丸が記入されていない場合でも，病名の欄に病名の記入があれば家族員の健康問題が"あり"，記入がなければ健康問題が"なし"と判断する．ただし，家族員全員分の健康状態と病名の両方が無記入の場合は，いずれも無効としてセルを空白にする． 健康問題をもつ家族員がいる家族を対象とした調査の場合，あるいは，他のツールから健康問題をもつ家族員がいる家族であることが判断できる場合，同居家族員の健康状態については，回答者が認識する家族にその家族員が含まれていなくても（回答者が記入した家族構成にその家族員が含まれていなくても），健康問題をもつ同居家族員ありとする．ただし，例えば，慢性疾患や障がいをもっているひとでは，そのひとの認識による健康状態は，"良好""普通""不良"のいずれの場合もありえることは理解しておく．
家族員の健康問題（病気・障がい）の有無（別居の家族内）	n_disease_sepa	なし = 0, あり = 1	同居の家族内のコーディングルール（前述）を参考にして入力する．
家族員の病気・障がい名（同居別居問わず）	disease_name	病気・障がい名 = 記入内容（日本語）	続柄と入通院が必要な病名を全角のコロン記号（：）で区切って，"続柄：病名"の形式で入力する．本人の自覚，本人以外の家族員の他覚にもとづいて病名をあげる． 疾病の分類にあたっては，"疾病及び関連保健問題の国際統計分類（International Statistical Classification of Diseases and Related Health Problems, ICD-10）を用いると，国際的な比較，解釈が可能になる．
配偶者・パートナーの有無	m_status	あり = 0, なし = 1, あり（ただし，上記の家族構成には含まれない）= 0	パートナー（同棲・内縁・事実婚関係者など）がいる場合もあるので，"c) あり（ただし，上記の家族構成には含まれない）"の選択肢がある． 家族構成に配偶者が記入されている場合は，配偶者・パートナーの有無に丸が記入されていない場合でも，配偶者・パートナーは"あり"と判断する． 家族構成に配偶者の記入がない場合，婚姻年数の記入あれば配偶者は"あり"と判断する．

変数	コード名 (列の名称)	コード (入力する数値, 文字など)	コーディングルール,データクリーニングの方法など
婚姻期間	m_period	婚姻期間＝記入値（ひとり親家族の場合，無回答は空白）	婚姻期間を月単位で入力する．ひとり親家族の場合，無回答の場合，セルは空白とする． スクリーニング質問（配偶者・パートナーの有無）に記入がない場合，枝分かれ質問（婚姻期間）に記入があっても，スクリーニング質問と枝分かれ質問を無効とする．例えば，婚姻期間を記入していても，配偶者に"なし"に丸が記入されていれば矛盾回答であるので，スクリーニング質問と枝分かれ質問を無効とする．また，例えば，婚姻期間を記入していても，配偶者の"あり"と"なし"のいずれにも丸が記入されていなければ論理的に正しくないので，スクリーニング質問と枝分かれ質問を無効とする． ペア夫婦間で記入している婚姻期間に差がある場合，より詳細に記入しているほうを入力する．ただし，ペア夫婦どちらも年しか記入していない，どちらも年と月を記入しているなど，同じ条件であればペア夫婦の記入値の平均値を入力する．ただし，夫婦間で3年以上の相違がある場合，回答の信頼性について疑義があると判断して，婚姻期間は無効回答とする．
回答者の最終学歴	edu	中学校＝1, 高等学校＝2, 専門学校＝3, 短期大学＝4, 高等専門学校＝5, 大学＝6, 大学院＝7	教育レベル別の検討では，"高校卒業以下"と"専門学校卒業以上"の2群に分けて分析するのもよい．なお，国際比較をする場合（トランス文化家族看護学研究），国・地域によって学校制度が異なるので留意する．
回答者の職業	occupation	なし＝1, 公務員＝2, 民間の企業・団体の職員＝3, フルタイムの臨時職員（アルバイト・派遣労働者を含む）＝4, パートタイムのアルバイト＝5, 自営業・自由業＝6, 自営業の家族従業員（家族の手伝いを含む）＝7, 内職＝8, その他＝9, 上記の2つ以上に該当＝10	複数の職業を掛け持ちしているひともいるので，主な収入源となっている職業を選ぶように指示してある．ただし，複数回答がある場合は，"上記の2つ以上に該当＝10"として入力する．なお，分析にあたっては，職業の有無で分析するのもよい． 家族員全員からSFE/FSDの回答がある場合は，有職者数（働いている家族員の人数）を算出するのもよい． "i) その他"に丸が記入されていても，その内容から判断して，a) からh) のいずれかに割り振ることができる．

B. SFE/FSD のコーディングルールとデータクリーニング

変数	コード名 (列の名称)	コード (入力する数値, 文字など)	コーディングルール,データクリーニングの方法など
回答者の年収	income	本人年収＝記入値	本人年収を万円単位で入力する．月収などと勘違いして記入していることが明らかな場合は，無回答として扱う． 　ペア夫婦からの SFE/FSD が揃っている場合，年収についてはさまざまなケースがあるので，下記の例のように考えて入力する． 　例えば，年収がペア夫婦間で異なる場合は，本人の記入を優先してそれぞれの年収を入力する．さらに，本人同士の年収を合計して，家族全体年収として記入されている金額よりも高くなければ，家族全体年収として記入されている金額を入力する．しかし，本人同士の年収を合計した金額のほうが高ければ，本人同士の年収を合計した金額と家族全体年収の平均値を入力する．このとき，夫婦どちらかの記入が高ければ，高いほうとの平均値を入力する．例えば，夫は"本人年収 400 万円，家族全体年収 500 万円"，妻は"本人年収 90 万円，家族全体年収 450 万円"の場合，本人同士の合計は 490 万円であるが，夫の家族全体年収のほうがこれよりも高いので，490 万円と 500 万円を平均した 495 万円を家族全体年収として入力する．すなわち，450 万円は本人の申告の合計額と辻褄が合わないため，採用しない． 　例えば，年収の欄に，1 名（例えば，夫）しか記入していない場合は，その配偶者（例えば，妻）の家族全体年収はその金額を採用する．ただし，家族全体年収から，その配偶者（例えば，妻）の年収は算出できない．なぜならば，余得（例えば，家賃収入，地代収入，宝くじ・懸賞による収入，遺産相続など）がある可能性がある．例えば，夫は"本人年収 300 万円，家族年収 500 万円"で，妻は回答がない場合，妻の家族全体年収の欄は"500 万円"と記入できるが，妻自身が 200 万円を稼いでいるとは限らないので，妻の本人年収のセルは空白にする． 　例えば，家族全体年収の欄に，自分以外の家族の年収を書いている場合がある．例えば，年収欄に 1 名しか回答がない場合で，本人年収"500 万円"，家族全体年収"250 万円"のように記入している場合，共稼ぎで家族全体年収は"750 万円"と入力する． 　なお，ひとり稼ぎで，本人年収が家族全体年収より少ない場合は，セルは空白にする．
家族年収	income_fam	家族年収＝記入値	家族年収を万円単位で入力する．なお，家族年収が極めて低い場合（例えば，0 円）でも，相続した遺産，宝くじの収益金などを貯金し，それで生活している場合なども考えられる．回答者の年収のコーディングルール（前述）を参考にして入力する．

変数	コード名 （列の名称）	コード （入力する数値， 文字など）	コーディングルール，データクリーニングの方法など
共稼ぎか否か	double_income	ひとり稼ぎ＝1， 共稼ぎ＝2，そ の他＝3	"共稼ぎ"は金銭を得るのが主目的，"共働き"は働くことが主目的となる用語である． 　ペア夫婦からの回答が揃っていない場合，"本人年収"と"家族の年収"が違うときは他に働き手がいると考えて，共稼ぎと判断する．"本人年収"と"家族の年収"が一緒の場合は，他に働き手がいないと考え，ひとり稼ぎとして判断する． 　例えば，ひとり親家族の場合，とくに18歳以上のひと（親，きょうだい，こどもなど）が同居しており，ひとり親の回答からは家族合計年収が不明であれば，ひとり稼ぎかどうかはわからないので，セルを空白にする． 　ひとり親家族で，ひとり親本人に職業があれば，ひとり稼ぎとして入力する．さらに，ひとり親の本人年収と家族年収が明らかに異なれば，他のひとが働いている可能性があり，世帯としてひとり稼ぎではなく，共稼ぎでもないので，"その他"とする． 　ひとり親であるが，本人が無職であれば，"その他"にする．ひとり親の本人年収があり，家族年収が0円になっていれば，自分以外の収入が0円としている可能性が考えられるので，"ひとり稼ぎ"として入力する．
家族／家族員イベントの有無	event	あり＝0，なし＝1	家族システムユニットイベント（家族イベント）は家族システムユニットに対して生起するイベントであり，家族員イベントは家族員に対して生起するイベントであるという違いがある（付録2）．
家族／家族員イベントの内容	event_cont	家族／家族員イベント名＝記入内容（日本語）	家族システムユニットイベント（家族イベント）には"家族員の増加・減少""家族で飼っている伴侶動物の死亡"など，家族員イベントには"こどもの出産""がんの告知"などがある（付録2）．
家族機能状態	ffg_fsd	家族機能状態＝記入値	数値と数値の中間に丸が付いている場合，2つの数値にまたがって丸が付いている場合は，0.5刻みにして得点を入力する．例えば，"2"と"3"の中間に丸が付いている場合は"2.5"，"4"と"5"の2つに丸が付いている場合は"4.5"と入力する．
家族支援ニーズ	fam_invn_needs_fsd	家族支援ニーズ＝記入値	家族機能状態と同様のコーディングルール（前述）にしたがって入力する．
コメント	cmnt_fsd	コメント＝備考として日本語で記入	不明な点がある場合，コーディングルールにしたがって判断してデータを修正した場合など，備忘録としてその内容を確実に入力しておく．

付録1　SFE/FSD-J（バージョン2.4）

家族コード：＿＿＿＿＿＿＿＿＿＿

記入年月日：＿＿＿年＿＿月＿＿日

SFE/FSD-J（SFE家族属性モジュール）

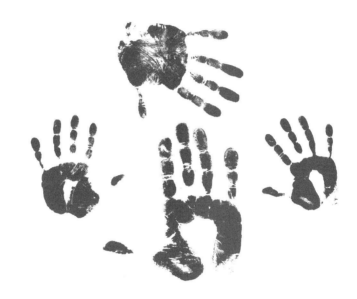

The Japanese Version of the SFE Family Sociodemographics Module (SFE/FSD-J)
© Naohiro Hohashi

ご記入にあたってのお願い

　このSFE家族属性モジュールは，現在のあなた（あなたがた）のご家族の属性情報（性質，特徴など）についてお尋ねするものです．次ページから始まる8項目について，下線部には，質問に対するお答えをありのままにご記入ください．また，選択肢では，該当するもの（最も近いもの）ひとつを○で囲んでください（ひとつの項目に2つ以上○を付けてはいけません）．一般的に望ましいとされることにとらわれず，あまり深く考え込まず，第一印象を大切にして8項目すべてに答えてください．

　あなたの「家族」とは，あなた（あなたがた）が家族であると考えるひとびと（あなた自身を含む）のことで，例えば，親，婚姻関係が成立している配偶者・パートナー（同棲・内縁・事実婚関係者も含む），こどもなどで構成されます（同居の有無は問いません）．ただし，亡くなったひと，お腹の中の赤ちゃん，ペットは含みません．

SFE/FSD-J（SFE 家族属性モジュール）のアセスメントガイド

1. ご家族の構成（あなたからみた続柄，満年齢，性別，同居の有無）と健康状態をお教えください（あなた本人を含む）．診断された病気・障がいがある場合は，すべての病気・障がいの名称をお教えください．

あなたからみた続柄（関係）	満年齢	性別	同居の有無	健康状態（病気・障がいの名称）
あなた本人	＿＿＿歳	男・女		良好・普通・不良（名称：＿＿＿＿＿＿＿＿）
＿＿＿＿＿＿	＿＿＿歳	男・女	同居・別居・入院	良好・普通・不良（名称：＿＿＿＿＿＿＿＿）
＿＿＿＿＿＿	＿＿＿歳	男・女	同居・別居・入院	良好・普通・不良（名称：＿＿＿＿＿＿＿＿）
＿＿＿＿＿＿	＿＿＿歳	男・女	同居・別居・入院	良好・普通・不良（名称：＿＿＿＿＿＿＿＿）
＿＿＿＿＿＿	＿＿＿歳	男・女	同居・別居・入院	良好・普通・不良（名称：＿＿＿＿＿＿＿＿）
＿＿＿＿＿＿	＿＿＿歳	男・女	同居・別居・入院	良好・普通・不良（名称：＿＿＿＿＿＿＿＿）
＿＿＿＿＿＿	＿＿＿歳	男・女	同居・別居・入院	良好・普通・不良（名称：＿＿＿＿＿＿＿＿）
＿＿＿＿＿＿	＿＿＿歳	男・女	同居・別居・入院	良好・普通・不良（名称：＿＿＿＿＿＿＿＿）
＿＿＿＿＿＿	＿＿＿歳	男・女	同居・別居・入院	良好・普通・不良（名称：＿＿＿＿＿＿＿＿）
＿＿＿＿＿＿	＿＿＿歳	男・女	同居・別居・入院	良好・普通・不良（名称：＿＿＿＿＿＿＿＿）

2. あなたの配偶者・パートナー（同棲・内縁・事実婚関係者も含む）の有無をお教えください（いずれかひとつの記号に○をお付けください）．
    a) あり　　　b) なし　　　c) あり（ただし，上記の家族構成には含まれない）
    　　→ "あり"の方は，婚姻期間をお教えください：＿＿＿年＿＿＿ヶ月間

3. あなたの最終学歴（卒業した学校の中で最も高い学歴）をお教えください（いずれかひとつの記号に○をお付けください）．
    a) 中学校　　　b) 高等学校　　　c) 専門学校　　　d) 短期大学　　　e) 高等専門学校
    f) 大学　　　g) 大学院

4. あなたのご職業をお教えください（いずれかひとつの記号に○をお付けください）．あてはまるものが複数ある方は，主な収入源となっているお仕事をお答えください．
    a) 職業についていない（専業主婦を含む）　　　b) 公務員　　　c) 民間の企業・団体の職員
    d) フルタイムの臨時職員（アルバイト・派遣労働者を含む）　　　e) パートタイムのアルバイト
    f) 自営業主・自由業　　　g) 自営業の家族従業員（家族の手伝いを含む）　　　h) 内職
    i) その他
    　　→ "その他"の方は，その内容をお教えください：＿＿＿＿＿＿＿＿＿＿＿＿＿＿＿＿＿＿

5. 昨年1年間の収入（税金・社会保険料・手取り年収の合計）をお教えください．なお，保険金，ひとり親家庭の手当・助成，生活保護費などは，年収に含めてください．
    あなた自身の年収：約＿＿＿＿＿＿万円
    ご家族全員（あなた自身を含む）の年収の合計：約＿＿＿＿＿＿万円

6. 過去2週間の間に，ご家族の健康や生活を変化させるような出来事（けがや病気，妊娠，単身赴任，家族員との大きな口論など）の有無をお教えください（いずれかひとつの記号に○をお付けください）．
    a) あり　　　b) なし
    　　→ "あり"の場合は，その内容をお教えください：＿＿＿＿＿＿＿＿＿＿＿＿＿＿＿＿＿＿

付録 1　SFE/FSD-J（バージョン 2.4）

7. あなたのご家族を全体的にみて，1（非常に良く機能している）から 5（まったく機能していない）までの 5 段階で評価してください（いずれかひとつの数値に○をお付けください）．

1	2	3	4	5
家族は全体として，非常に良く機能している				家族は全体として，まったく機能していない

8. あなたのご家族を全体的にみて，ご家族が抱えている問題・課題・困難・苦悩に対するご家族外部からの支援の必要性について，1（まったく支援を必要としていない）から 5（非常に支援を必要としている）までの 5 段階で評価してください（いずれかひとつの数値に○をお付けください）．

1	2	3	4	5
家族は全体として，まったく支援を必要としていない				家族は全体として，非常に支援を必要としている

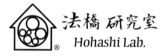

```
開発者     ：法橋　尚宏，本田　順子
ウェブサイト：http://www.familynursing.org/
開発歴    ：Jul. 6, 2005      1.0J 発行
            Dec. 17, 2008    1.1J 発行
            Aug. 24, 2010    1.2J 発行
            Mar. 7, 2011     2.0J 発行
            Feb. 18, 2012    2.1J 発行
            Sep. 18, 2013    2.2J 発行
            Aug. 17, 2015    2.3J 発行
            Jan. 6, 2016     2.4J 発行
```

付録2 法橋による主要な用語解

用　語	定義・意味
家族看護学 family health care nursing, family nursing：FNsg	"家族システムユニットが家族機能を自立的かつ自律的に維持・向上するために，予防的ならびに療法的にその家族の自己実現を可能にする実践科学"のことである．家族看護学は実践科学であるので，科学としての家族看護学と実践としての家族看護の両方を具備している． なお，一部の看護職者に根深い誤解が存在しているようであるが，家族看護学の目的は家族療法・家族カウンセリング（あるいはそれに類するもの）を提供することではない．
家族 family：Fam	"他の構成員から帰属認識されているひと（生者）の和集合で構成されるシステムとしてのユニット組織"のことである． 家族員間で家族の範囲の認識が異なることがあるので，家族の定義だけでは，家族を構成する家族員を一定に決められない．家族の範囲を決めるための法則にしたがって家族の範囲を決める必要がある．家族の範囲は，家族的家族のことである[30]．なお，ターゲットファミリーへの説明にあたっては，わかりやすくするために，"あなたの「家族」とは，あなた（あなたがた）が家族であると考えるひとびと（あなた自身を含む）のことで，例えば，親，婚姻関係が成立している配偶者・パートナー（同棲・内縁・事実婚関係者も含む），こどもなどで構成されます（同居の有無は問いません）．ただし，亡くなったひと，お腹の中の赤ちゃん，ペットは含みません"と説明している． 家族の数え方（助数詞）は"〇〇家族"，家族員の数え方（助数詞）は"〇〇名"である．なお，中学校の英語の授業で習ったように，"family"は集合名詞である．"family"という単数形であっても，集合体である家族を1単位とみる場合は単数扱いをするが，集合体の構成単位とみる（複数のひとと考えてみる）場合は複数扱いにする[33]．例えば，"My family is large"（私のところは大家族である）では，family（家族という意味の単純集合名詞）は単数動詞で呼応する．一方，"My family are all well"（私の家族は全員元気である）では，family（家族のひとびとという意味の群衆名詞）は個々の家族員をさしているので，"family"という単数形であっても複数動詞で呼応する．
家族員 family member：Fm	"家族を構成するひと"のことである．家族員には，同居家族員と別居（他出）家族員がいる．
集団／組織 group/organization	ひとの集団とは"複数のひとの集まり"，組織とは"共通目的の達成に必要な役割を持続的に分担しているひとの集団"であり，"組織"は"集団"に内包される．したがって，家族は"集団"ではなく，"組織"である．
ターゲットファミリー target family	"目下の家族ケア／ケアリングの対象とする家族"のことである．家族看護学は，あらゆる家族が対象であるので，家族ケア／ケアリングのためにとくに絞り込んだ特定の家族システムユニットを表すために用いる呼称である．
家族システムユニット family system unit：FSU	家族看護学が対象とする家族はシステムかつユニットであり，これを明確にするための家族の別称（専門用語）のことである[32]．"家族看護学とは何か"を原点回帰して論じたり，その学問としてのアイデンティティを保つために，家族システムユニットという専門用語を提唱した．"本物の家族看護学"の理解には，家族システムユニットの理解が不可欠であり，"家族"はいわば"家族システムユニット"の短縮語ともいえる．本書では，"家族"がシステムかつユニットであることを明示したほうがよいときには，原則として"家族システムユニット"と記述している． また，家族内部環境，家族インターフェイス膜（境界環境），無限に広がる家族外部環境によって，家族環境の全体概念が構成されている．家族内部環境は，複数の家族員によって組織化されており，家族員への個人看護（家族員看護）の対象となる．一方，実質的には，家族は家族内部環境と家族インターフェイス膜で構成される有機体と考えることができるが，家族員への個人看護（家族員看護）と区別するために，家族看護の対象である家族を図示するときには，家族インターフェイス膜を家族システムユニットとみなすのが妥当であろう．

用　語	定義・意味
"片思いの家族員"問題 "unreciprocated family members" issue	"家族員が認識する家族の範囲が家族員によって異なる問題"のことである[30]．
家族的家族 family-oriented family	"家族員のひとりでも家族と認識しているひとの組織"のことである[30]．
こども child(ren)	"18歳未満のひと"のことである．ある家族のこどもには，例えば，実子，養子，孫，ひ孫などが含まれる． 　なお，"家族員がこどもであると考えるひと"という定義も考えられなくもないが，暦年齢（生活年齢）で判断するのが妥当であると考える．家族員間の相対的関係（すなわち親子関係）でみれば，例えば，母親（70歳）にとっては何歳になっても息子（45歳）はこどもであり，結婚した息子（母親のこども）が5歳のこども（母親の孫）の子育てをしているということになり，このような混乱を避けるほうがよい．
ペア pair	"ひと組の男女（夫婦，婚約者同士，恋人など）"のことである．英語でpairは，集合体と考えるときには複数扱い，構成要素を考えるときには単数扱いとなる[32]．
インターフェイス膜 interface membrane：I/F	"システム同士を区切る領域帯"のことであり，選択的透過性をもつ．
家族インターフェイス膜 family's interface membrane：Fam I/F	"家族内部環境システムと家族外部環境システムとの間にあり，家族資源の選択的透過性をもつ領域帯"のことである．
家族構造 family structure	"家族内部の組織化，家族員の関係"のことである．家族構造は，役割構造，価値構造，勢力構造，コミュニケーション構造から構成される．
家族形態 family form	"家族規模と家族構成"からなる[32]．すなわち，家族が何人の家族員から構成されているのかという規模的側面からの分類（大家族，中家族，小家族），どのような続柄の家族員によって構成されているのかという構成的側面からの分類（夫婦家族，直系家族，複合家族という家族分類）がある．
家族分類 family classification	家族を構成面に着目して分類すると，"夫婦家族（核家族が単独で存在する形態），拡大家族（直系家族と複合家族）"に分類できる[32]．家族的核（夫婦とその未婚のこども）が垂直方向に拡張された形態が直系家族，家族的核が垂直方向と水平方向に拡張された形態が複合家族である．

付録2　法橋による主要な用語解

用　語	定義・意味
核家族 nuclear family	"夫婦とその未婚のこどもからなる家族，夫婦のみの家族，ひとり親（父親または母親）とその未婚のこどもからなる家族（ひとり親家族）"のことである．
拡大家族 extended family	"直系家族と複合家族の総称"である．核家族の単位を親子関係において連結させた家族であり，子どもが結婚後も両親と同居して複数の核家族からなる家族である．
ひとり親家族（単親家族） single parent family	"配偶者（婚姻関係の有無を問わない）がいない親と，その未婚の18歳未満のこどものみで構成される家族"のことである．ひとり親家族の親は，父親の場合はシングルファーザー，母親の場合はシングルマザーと称される．
家族機能 family function：FF	"家族員役割の履行により生じ，家族システムユニットが果たす認識的働きならびに家族環境に対する認識的力"のことである．具体的には，1) 家族の存立維持機能，2) 家族の成長機能，3) 家族のスピリチュアリティ機能，4) 家族の理想の具現化機能，5) 家族員の生命維持機能，6) 家族員の生活保障機能，7) 家族員の情意充足機能（関係機能），8) 家族員の人格形成機能，9) 家族員のヘルスケア機能，10) 社会との連携機能，11) 社会の存続機能，12) 社会の秩序安定機能，13) 文化の継承機能，14) 家族の進化機能，15) 家族の順応・適応機能，16) 家族の生殖機能，17) 家族の時間管理機能がある．
家族機能レベル（家族機能度） level of family functioning	"家族機能の現状に対して家族システムユニットが認識している満足度"のことであり，家族員の主観的な認知によってアセスメントされる．家族機能レベルは，SFE-Jなどの尺度で数量化できる．
モジュール module	"システムを構成する要素"のことである．
データクリーニング data cleaning	"論理的に矛盾する回答，無回答，入力ミスなどを点検し，訂正すること"である．
認知／認識 perception, recognition/cognition	認知とは"ある物事を認めること"，認識とは"ある物事を理解・判断すること"であり，両者を区別して用いる．認知と認識は，"認知→具体的認識→判断"というプロセスを踏む．"認識"のほうが"認知"よりも，物事の内容や意義を深く理解するという意味合いが強い．また，"認識"は，知ることによって得た知識までを含むので，"認識が深い""認識が甘い"などのように用いることができる． 例えば，"この子が自分の子であると認知する"と"この子が私の子であると認識する"は，意味が異なる．認知では，自分とその子に親子関係があることを知ったことを意味する．一方，認識では，自分がその子と親子関係があることから，自分が親であるという自覚やこどもへの愛情が湧いてきたなどの意味も含まれる． なお，認知科学や認知心理学の分野においては，日本語訳が入れ違いになっている．例えば，"cognitive science"は"認知科学"というが，本来は"認識科学"のことである．同様に，"cognitive psychology"は"認知心理学"というが，本来は"認識心理学"のことである．
トランス文化家族看護学（超文化家族看護学） transcultural family health care nursing	"家族システムユニットを文化的な視座を踏まえて家族ケア／ケアリングを実践するための実践科学"のことである．文化の種類は無数にあり，文化の区切りも国，地域，民族，集団，家族など多岐にわたる．文化は，ひとびとの行為を支配するビリーフと価値観から構成される．そこで，ターゲットファミリーの家族差を理解し，家族／家族員の文化に適した家族ケア／ケアリングを提供するためにトランス文化家族看護学の智慧を働かなければならない．

用　語	定義・意味
文化／風習／伝統 culture/custom/ tradition	文化とは，"ある集団の構成員の行為を支配するビリーフと価値観"のことである．文化とは，場所を軸にした広がりをもつ信念の体系である．風習とは，"ある土地に存在するならわしやしきたり"のことである．風習は，文化という概念に比べより狭い地域での特徴をさし，"狭い範囲の文化（地域文化）"といえる． 　一方，伝統とは，"ある集団において，世代をこえて受け継がれた信仰・風習・制度・思想・学問・芸術など"のことであり，後世に受け継いでいくものである．伝統とは，時間を軸にした広がりをもつ信念の体系のことである．
家族員ビリーフ beliefs：FmB	"家族員の物事のとらえ方"のことである．
家族システムユニットビリーフ（家族ビリーフ）family beliefs：FamB	"家族員ビリーフが相互に関連し合い，家族員全員が共通してもっているビリーフ"のことである．ただし，例えば，意思表示が困難であったり，認知能力が低いこども（6歳未満）や高齢者，病気・障がいで理解力が低いひとのように，家族員ビリーフが表現できない家族員がいる場合は，そのひとを除外した家族員が共通してもっている家族員ビリーフとする．現代家族では家族員数（平均世帯人員）が少なくなっているので，家族員全員が共通して同じビリーフを共有しやすくなっている． 　黒い食べ物は，昔から不老延命の効・精を強くするといわれている．その理由のひとつは，ポリフェノール（polyphenol）の一種が含まれているからである．例えば，家族の中のある家族員が"黒い食べ物はからだによい"というビリーフをもっている場合，そのひとは黒ゴマ，黒豆，カレーなどを好んで食べる．これは，その家族員がもつビリーフであり，"家族員ビリーフ"である．一方，家族員全員が"黒い食べ物はからだによい"というビリーフをもっている場合，家族員全員が黒ゴマ，黒豆，カレーなどを好んで食べる（同じ行為を行う）．これは，家族員全員が共通してもっているビリーフであるので，"家族ビリーフ"である．
臨地 health care settings	"家族ケア／ケアリングの対象となる家族システムユニットと看護職者が協働して活動するすべての場"のことである．臨床は病院（bed side）であるが，臨地は病院のみならず，看護職者が働いている幅広い場（field）をさす．
方法論／方法 methodology/ method	方法論とは"思考のためのツール"，方法とは"行為のためのツール"のことである[32) 34)]．したがって，研究方法論とは，例えば，質的研究，量的研究などのことである．一方，研究方法とは，例えば，質問紙法（questionnaire method），面接法（interview method），実験（experiment）などのことである．さらに具体的にいうと，例えば，エスノグラフィーが方法論であり，観察や面接などが方法にあたる．
定性的研究（質的研究） qualitative research	"対象となる事象・現象を言語化して，質的な側面に注目した研究方法論"のことである．これは，仮説を明確にする仮説生成型の帰納的研究ともいえる．
定量的研究（量的研究） quantitative research	"対象となる事象・現象を数量化して，量的な側面に注目した研究方法論"のことである．これは，統計解析をもとに仮説の検証を行う仮説検証型の演繹的研究ともいえる．
混合研究法（ミックスドメソッド，ミックス法）mixed methods research	"量的研究と質的研究を混ぜ，データ収集と分析，結果の統合，推断する研究"のことである[32)]．
事象 event：e	"起こった事柄"のことである．なお，事柄とは"物事の内容，様子"のことである．
現象 phenomenon：p	"事象が現れている姿であり，本体あるいは本質が外的に発現したもの"のことである．例えば，"成長するこども"は事象であり，"こどもの成長"は現象である．また，"考えている家族員"は事象であり，"家族員が考えること"は現象である．

用　語	定義・意味
体験／経験 lived experience/ experience	体験とは"自分で実際に行ってみること"であり，経験とは"実際に行ってみて得られた知識や技能"のことである．すなわち，体験した結果，その意味を自分のなかで構造化したり再構築したりすることで新たに身に付くことがあると経験という状態になる．例えば，家族が家族員の死という体験を意味づけ，家族の絆を強めることにより経験となる．
数字／数値 figure, numeral/ number, numerical value	数字は"文字であり，大小関係や順序の概念をもたないもの"である．例えば，性別（男性＝0，女性＝1，不明＝3）などであり，質的データとしてとらえることができる．一方，数値は"大小が与えられ，順序が想定でき，計算が可能なもの"である．例えば，年齢，婚姻期間などであり，量的データとしてとらえることができる．
病気／疾病／病い／障がい sickness/disease/ illness/disability	病気は，疾病（または疾患）と病いとをあわせた概念である．ここで，疾病は専門家によって与えられる分析概念であり，生物学的な側面に着目し，経過に焦点がある．一方，病いは主観的な不健康状態であり，心理社会的側面に着目し，経験に焦点がある．なお，疾病は病名であり，疾患は疾病の総称である．例えば，脳血管疾患という疾患の中に，脳血栓，脳塞栓，脳出血，くも膜下出血などの病名（疾病）がある． 　病気は，"病いであって疾病ではない""病いかつ疾病である""疾病であって病いではない"という3種類に区別できる．例えば，糖尿病では，疾病の定義にあてはまるひとであっても，自覚症状が少ない初期では本人が病いと捉えることは少ない．なお，疾病（または疾患）に対処するのは"治療"（curing），病いに対処するのは"癒し"（healing，ヒーリング）である． 　障がいとは，機能的に問題が生じている状態のことであり，身体障がい（視覚障がい，聴覚障がい，言語障がい，運動障がい，内部障がい）と精神障がい（発達障がい，知的障がい）に分けられる．
ジェンダー gender	"社会的・文化的に形成された性別"のことであり，男らしさ／女らしさといった言葉で表現されるものである．雌／雄という"生物学的な性別"を示すセックス（sex）とは区別される．
家族員イベント event involving a family member：FmE	"家族員の生活で生起し，人生の節目や転機となる事象"のことである．家族員イベントには，例えば，就学・卒業，就職・転職，結婚・離婚，出産・子育て，リタイア，病気・障がいなどがある．
家族システムユニットイベント（家族イベント） event involving the family system unit：FamE	"家族環境で生起し，家族機能度／家族症候度の変動を引き起こす事象"のことである．家族システムユニットイベントの発生点をたどると，これまでの家族症候の変動を把握できる．家族システムユニットイベントには，例えば，家族員の増加・減少，住宅購入・リフォーム，医療制度の改革，家族で飼っている伴侶動物の死亡などがある．
対応のあるデータ paired data	"同じ個体群に対して，条件を変えて繰り返し測定したデータ"のことである[35]．例えば，同じ家族員の家族ケア／ケアリング前後の家族機能得点を比較する場合，同じ家族の夫妻間の家族機能得点を比較する場合などの群内比較がある．
対応のないデータ unpaired data	"異なる個体群に対して，それぞれの条件において測定したデータ"のことである[35]．例えば，異なる家族の家族機能得点を比較する場合などの群間比較がある．

文　献

1) 法橋尚宏，山本泰弘，鈴木　隆，豊川裕之．(1996)．Internetを用いた電子調査法についての考察．コンピュータサイエンス，3(2), 151-156.
2) 法橋尚宏，前田美穂，杉下知子．(2000)．FFFS（Feetham家族機能調査）日本語版Iの開発とその有効性の検討．家族看護学研究，6(1), 2-10.
3) 法橋尚宏，石見さやか，岩田志保，竹重友美．(2004)．入院病児への両親の付き添いが家族機能におよぼす影響：Feetham家族機能調査日本語版Iを用いた付き添い期間別の検討．家族看護学研究，9(3), 98-105.
4) Hohashi, N., & Koyama, C. (2004). A Japan-U.S. comparison of family functions from the perspective of mothers utilizing "family houses": Cross-cultural research using the Feetham Family Functioning Survey. *Japanese Journal of Research in Family Nursing, 10*(1), 21-31.
5) 法橋尚宏，加茂沙和香．(2005)．ファミリーハウスの利用家族の家族機能に関する研究：入院児をもつ宿泊中の母親を対象としてFFFSを用いた検討．家族看護学研究，11(1), 42-49.
6) 髙木亜希子，法橋尚宏．(2006)．Prader-Willi症候群児の食事療法とその母親のQOLとの関係．日本小児看護学会誌，15(2), 15-21.
7) 法橋尚宏，小林京子，髙木亜希子．(2007)．家庭養育されているPrader-Willi症候群児の特性と家族機能．家族看護学研究，13(1), 37-44.
8) Hohashi, N., Kobayashi, K., & Takagi, A. (2008). Investigation into children with Prader-Willi syndrome, covering their school lives, quality of life and family functioning of their mothers. *Japanese Journal of School Health, 50*(1), 18-26.
9) Hohashi, N., Honda, J., & Kong, S. K. (2008). Validity and reliability of the Chinese version of the Feetham Family Functioning Survey (FFFS). *Journal of Family Nursing, 14*(2), 201-223.
10) 平谷優子，法橋尚宏．(2009)．離婚を経験した養育期のひとり親家族の家族機能と家族支援．家族看護学研究，15(2), 88-98.
11) Hiratani, Y., & Hohashi, N. (2010). Family functions of child-rearing single-parent families in Japan: A comparison between single-parent families and pair-matched two-parent families. *Japanese Journal of Research in Family Nursing, 16*(2), 56-70.
12) Hohashi, N., & Honda, J. (2011). Development of the Concentric Sphere Family Environment Model and companion tools for culturally congruent family assessment. *Journal of Transcultural Nursing, 22*(4), 350-361.
13) Hohashi, N., & Honda, J. (2011). Family functioning of child-rearing Japanese families on family-accompanied work assignments in Hong Kong. *Journal of Family Nursing, 17*(4), 485-510.
14) Okano, Y., Kobayashi, K., Ihara, K., Ito, T., Yoshino, M., Watanabe, Y., Kaji, S., Ohura, T., Nagao, M., Noguchi, A., Mushiake, S., Hohashi, N., & Hashimoto-Tamaoki, T. (2013). Fatigue and quality of life in citrin deficiency during adaptation and compensation stage. *Molecular Genetic and Metabolism, 109*(1), 9-13.
15) 平谷優子，法橋尚宏．(2013)．未就学児のいる親用ソーシャルサポート認知スケール（Social Support Perception Scale for Parents Rearing Preschoolers：SSPS-P）の開発とその有効性の検討．家族看護学研究，19(1), 2-11.
16) 平谷優子，法橋尚宏．(2014)．子育て期のひとり親家族の家族機能と認知的ソーシャルサポート．家族看護学研究，20(1), 38-47.

17) Suzuki, T., & Hohashi, N. (2014). Comparison of chronic stress and quality of life between inpatient and home-care muscular dystrophy patients. *Stress Science Research, 29,* 52-59.
18) Kobayashi, K., Hayakawa, A., & Hohashi, N. (2015). Interrelations between siblings and parents in families living with children with cancer. *Journal of Family Nursing, 21*(1), 119-148.
19) Honda, J., & Hohashi, N. (2015). Discrepancies between couples' perceptions of family functioning in child-rearing Japanese families. *Nursing & Health Sciences, 17*(1), 57-63.
20) Honda, J., Nakai, Y., Kakazu, S., & Hohashi, N. (2015). Factors affecting the perception of family functioning among couples in child-rearing Japanese families. *Open Journal of Nursing, 5*(5), 407-415.
21) Honda, J., & Hohashi, N. (2015). The environment and support needs of Japanese families on temporary work assignments in the United States. *Journal of Transcultural Nursing, 26*(4), 376-385.
22) 永冨宏明, 法橋尚宏. (2015). 超低出生体重で生まれた未就学児をもつ家族の家族レジリエンスとその影響因子. 家族看護学研究, *21*(1), 14-24.
23) 西元康世, 法橋尚宏. (2016). 妊娠先行型結婚をした形成期家族の家族機能と家族支援への示唆. 家族看護学研究, *21*(2), 145-157.
24) Hohashi, N., & Kurisu, Y. (2013). Searching for causal factors of changes in family functioning: A literature review. *Final Conference Program of the 11th International Family Nursing Conference*, 35.
25) Hohashi, N., & Honda, J. (2012). Development and testing of the Survey of Family Environment (SFE): A novel instrument to measure family functioning and needs for family support. *Journal of Nursing Measurement, 20*(3), 212-229.
26) 法橋尚宏, 本田順子. (2016). *SFE-J（家族環境評価尺度）のアセスメントガイド*. 法橋尚宏（編集）. 東京：EDITEX.
27) Beavers, W. R., Hampson, R. B., & Hulgus, Y. F. (1985). Commentary: The Beavers Systems approach to family assessment. *Family Process, 24*(3), 398-405.
28) Beavers, R., & Hampson, R. B. (2000). The Beavers Systems Model of family functioning. *Journal of Family Therapy, 22*(2), 128-143.
29) Beavers, R., & Hampson, R. B. (1990). *Successful families: Assessment and intervention*. New York, W.W. Norton.
30) 法橋尚宏, 本田順子. (2014). *FEM-J（家族環境地図）のアセスメントガイド*. 法橋尚宏（編集）. 東京：EDITEX.
31) 法橋尚宏, 本田順子. (2015). *FEO/I-J（家族環境観察／インタビュー）のアセスメントガイド*. 法橋尚宏（編集）. 東京：EDITEX.
32) 法橋尚宏（編集）. (2010). *新しい家族看護学：理論・実践・研究*. 東京：メヂカルフレンド社.
33) 法橋尚宏. (2014). *法橋の英語*. 東京：EDITEX.
34) 法橋尚宏, 本田順子, 平谷優子. (2013). 最新・家族看護学研究レビュー（6）. 家族看護, *11*(2), 141-146.
35) 法橋尚宏. (1997). *今すぐ使いたい医師・研究者のためのマッキントッシュことはじめ（改訂版）*. 東京：医学評論社.

編著者

法橋　尚宏（ほうはし　なおひろ）

現職：神戸大学大学院保健学研究科看護学領域家族看護学分野・領域長，教授

　1993年東京大学大学院医学系研究科博士課程中退，1995年博士号取得．東京大学医学部家族看護学講座の開設時に，教官（助手）として着任．東京大学大学院医学系研究科（家族看護学分野）・講師などを経て，2006年神戸大学医学部（小児・家族看護学）・教授．大学院部局化により，2008年神戸大学大学院保健学研究科（家族看護学分野）・教授．同時に，大学院博士課程前期課程において，家族支援専門看護師（Certified Nurse Specialist, CNS）コースを開設．看護学領域長などを歴任．専門は，家族看護学（主に家族機能学と家族症候学）と小児看護学．東京大学医学部附属病院，東邦大学医学部付属大橋病院，Johns Hopkins Hospital, MassGeneral Hospital for Children において小児科臨床研修．

　国際的には，International Family Nursing Association 理事，*International Journal for Human Caring* 編集顧問委員，*Journal of Transcultural Nursing* 編集委員，*Japan Journal of Nursing Science* 編集委員，*Journal of Pediatric Nursing* 査読委員会委員，35th International Association for Human Caring Conference 会長などを歴任．2014年に Transcultural Nursing Society より "Transcultural Nursing Scholar"，2015年に International Family Nursing Association より "Innovative Contribution to Family Nursing Award" の称号を授与された（いずれも日本人初）．日本国内では，日本家族看護学会理事，日本看護研究学会理事，日本看護研究学会雑誌編集委員長，文化看護学会理事，日本小児看護学会評議員などを歴任．

　原著論文は，「Development of the Concentric Sphere Family Environment Model and companion tools for culturally congruent family assessment, *Journal of Transcultural Nursing*, 2011」など，80本以上．著書は，『新しい家族看護学：理論・実践・研究（法橋尚宏編集），メヂカルフレンド社，2010』など，90冊以上．科研費などの競争的研究資金の獲得は30件以上．

　個人のポータルサイトは，http://www.nursingresearch.jp/ である．

著者

本田　順子（ほんだ　じゅんこ）

現職：神戸大学大学院保健学研究科看護学領域家族看護学分野・講師

謝辞

　SFE/FSD を開発する過程で，家族同心球環境理論研究会（旧：家族同心球環境モデル研究会）の会員諸氏から示唆に富むご意見をいただきました．この場をお借りして，満腔の感謝を捧げます．

SFE/FSD-J（SFE家族属性モジュール）のアセスメントガイド

2016年5月2日　第1版第1刷発行

編者	法橋　尚宏
著者	法橋　尚宏，本田　順子
発行人	中川　清
発行所	有限会社 EDITEX（エディテクス）
	東京都文京区本郷2-35-17 コート本郷301　〒113-0033
	TEL. 03-5805-6050　FAX. 03-5805-6051
	http://www.editex.co.jp/
印刷・製本	シナノ印刷株式会社

ⓒ 2016 Naohiro Hohashi
Printed in Japan
ISBN978-4-903320-43-4